DU TRAITEMENT

DE L'ANGINE DIPHTHÉRIQUE

PAR LES FLEURS DE SOUFRE

DU TRAITEMENT

DE

L'ANGINE DIPHTHÉRIQUE

PAR

LES FLEURS DE SOUFRE

PAR A.-M. BARBOSA

Membre titulaire de l'Académie ee Médecine de Lisbonne,
Chirurgien honoraire de S. M. T. F.,
Professeur à l'École de Médecine et Chirurgien de l'Hôpital royal
Saint-Joseph, etc., etc.

―――――

TRADUCTION FRANÇAISE

Par le Docteur E.-L. BERTHERAND

Directeur-gérant de la *Gazette médicale de l'Algérie*,
Chevalier de la Légion-d'Honneur,
Commandeur de l'Ordre du Christ de Portugal, etc., etc.

―――――

ALGER

IMPRIMERIE DE L'ASSOCIATION OUVRIÈRE, V. AILLAUD ET Cⁱᵉ
Rue des Trois-Couleurs, 19,

1874

DU TRAITEMENT

DE

L'ANGINE DIPHTHÉRIQUE

PAR

LES FLEURS DE SOUFRE

L'angine diphthérique, dans sa forme grave ou maligne, est une des plus funestes maladies qui affligent l'espèce humaine, spécialement dans les premières années de la vie.

Très fréquemment mortelle, à cause de l'intoxication diphthérique, elle l'est très souvent aussi quand elle s'étend aux voies aériennes pour constituer le croup.

Que la diphthérie soit considérée comme une affection primitivement générale, ou comme une maladie primordialement locale qui pénètre ensuite dans le sang par absorption des produits diphthériques et se généralise, ainsi que le font admettre les modernes tendances médicales et les résultats du nouveau traitement, objet du présent mémoire, il est certain que la persistance des manifestations locales, — les fausses membranes, — est surtout nuisible parce qu'elles se propagent fréquemment au larynx, et parce qu'elles peuvent déterminer une intoxication générale, secondaire dans la première hypothèse, primitive dans la seconde, et que peu de malades arrivent à vaincre, très particulièrement quand les phénomènes généraux prennent les proportions qui font donner à la maladie l'épithète d'*hypertoxique*.

C'est pour cela que dans les deux hypothèses, on se préoccupe toujours et on s'efforce particulièrement de détruire les fausses membranes, d'empêcher leur extension et leur reproduction, par les moyens les plus variés, depuis l'alun jusqu'au sulfate de cuivre, depuis le tannin jusqu'au perchlorure de fer, depuis le jus de citron jusqu'à la teinture d'iode, depuis le nitrate d'argent jusqu'à l'acide chlorhydrique, depuis la neige, enfin, jusqu'au fer rouge.

On peut cependant affirmer, — parce que c'est la vérité, — que tous les traitements employés jusqu'ici, tant locaux que généraux, ont bien rarement réussi à modifier d'une façon évidente la marche naturelle de la maladie, et que, dans beaucoup de cas, il n'a pas été possible d'empêcher la terminaison fatale.

L'impuissance des moyens les plus connus et les plus usités contre une affection que je connaissais pour l'avoir observée depuis nombre d'années, ayant assisté aux épidémies de 1858 et 1859 où il y eut 202 cas de mort par angines diphthériques et croups, correspondant probablement à 2,020 malades, me suggéra l'idée d'employer un traitement, nouveau parmi nous, venu du dehors qui, pour avoir été utilisé et rappelé, ne nous paraissait pas avoir donné des résultats sensiblement efficaces, puisqu'il n'était rapporté, sinon exceptionnellement, comme avantageux ou digne de confiance, ce qui me paraissait encore pouvoir être attribué au mode différent d'application du remède ou à son emploi trop tardif, alors que la maladie était déjà invincible et l'intoxication complètement établie.

Le traitement auquel je fais allusion est celui par les fleurs de soufre, localement utilisées par le moyen de l'insufflation.

Je savais que M. Jodin, dans l'hypothèse que la diphthé-

rie était de nature cryptogamique, avait conseillé l'emploi
topique du soufre pour la combattre, comme il conseillait
encore l'application du perchlorure de fer liquide.

Je savais également que l'usage des fleurs de soufre, comme
un des moyens de traitement de l'angine diphthérique, était
conseillée en insufflation, dans le *Dictionn. encyclop.* des Sc.
médic. du Dr Dechambre (1866, 5e volume, art. *Angine diphthérique,* signé par M. H. Roger et M. Peter), mais sans
que les auteurs y attachassent une importance bien spé-
cifiée.

Je connaissais, enfin, l'indication analogue faite par MM.
Bouchut et Desprès dans leur *Dictionnaire de thérapeutique*
(1867), mais encore sans préférence exceptionnelle.

Dans le numéro 88 de la *Gazette des hôpitaux* de 1866,
et dans le *Dictionnaire* de M. Garnier (1867), j'avais également vu que M. Lagauldrie vantait les bons résultats obtenus
dans la diphthérie avec l'usage interne des fleurs de soufre
administrées deux cuillerées à soupe dans un verre d'eau, et
une cuillérée de cette mixture d'heure en heure. Par ce traitement, l'auteur affirmait avoir guéri 7 angines diphthériques,
alors qu'il en avait perdu 12 auparavant traitées par les vo-
mitifs, le perchlorure de fer, le chlorate de potasse, le cubèbe
et le copahu.

Enfin, j'avais appris, par des personnes étrangères à la
profession, que dans l'île de Madère les fleurs de soufre
étaient employées, avec de bons résultats, dans le cas d'angine diphthérique, mais j'ignorais le mode d'application.

Après quelques cas heureux d'insufflation des fleurs de
soufre dans des angines diphthériques que j'ai observées ici,
j'écrivis à un confrère de l'île de Madère qui exerce, avec
beaucoup de distinction, la médécine à Funchal, M. le conseiller Ant. da Luz Pitta, en lui exposant la manière dont
j'avais employé les fleurs de soufre, les résultats obtenus, et
en le priant de m'indiquer quand il avait prescrit le même
médicament dans cette île, son mode d'emploi et les effets

constaté. Mon savant confrère ne put répondre à toutes mes
questions, mais il m'écrivit que les résultats de l'usage des
fleurs de soufre dans la diphthérie observée à Madère étaient
incertains, que, pour ce qui le concernait personnellement, il
ne s'en servait que comme moyen auxiliaire, parce que sa res -
source de prédilection était le perchlorure de fer liquide localement et à l'intérieur ; qu'enfin, il me dirait ultérieurement
comment ce moyen était appliqué.

Lorsque je fis les premières expérimentations des fleurs
de soufre dans les angines diphthériques, j'ignorais qu'en
1866 elles avaient fait le texte d'un travail de M. Thévenot
qui s'applaudissait beaucoup de l'excellent effet du soufre sublimé et lavé, appliqué à l'aide d'un pinceau 2 à 3 fois par
jour contre les angines diphthériques (1). Et je suis obligé
de dire que les paroles encourageantes de ce confrère
n'avaient pas fait d'impression sensible dans le corps médical.

Ce fut le 10 novembre 1867 que j'employai, pour la première fois, les fleurs de soufre comme traitement local de
l'angine diphthérique, chez une dame de 32 ans, la femme
de M. le conseiller Caü da Costa, atteinte d'une angine
pseudo-membraneuse fort grave, envahissant toute la voûte
palatine, le tiers postérieur du palais, piliers, amygdales,
luette et toute la partie du pharynx accessible à la vue, avec
engorgement des ganglions sous-maxillaires, albuminurie au
4e jour, etc. Le traitement local, institué à la fin des 24 heures, fut de l'alun avec du miel rosat (parties égales) de deux
en deux heures, accompagné de l'usage interne de chlorate
de potasse et d'un régime tonique ; ce dernier médicament
fut remplacé par le sulfate de quinine dès l'apparition de
l'albumine dans les urines où elle ne persista que 48 heures.
A partir du 8e jour, les manifestations locales s'améliorèrent,

___

(1) Annuaire de thérapeut. de Bouchardat, 1867, p. 79.

mais fort lentement, de telle sorte qu'au 20ᵉ jour de la maladie, il existait encore à la paroi postérieure du pharynx une fausse membrane de 5 centimètres de long sur 2 de large, très adhérente, et qui résistait aux applications répétées d'alun, de tannin, de chlorate de potasse et de nitrate d'argent.

Telles étaient les circonstances dans lesquelles je fis la première application des fleurs de soufre au moyen d'un soufflet approprié de manière à couvrir de cette poudre toute la fausse membrane et la muqueuse environnante.

Le lendemain, je fus surpris du résultat. A la suite de cette unique application, je trouvais la fausse membrane plus blanche, comme crémeuse, beaucoup plus petite, moins épaisse, en quelque sorte diffluente et semblant moins cohérente.

Je répétai l'application les jours suivants, et, à chaque fois, je constatai les mêmes et fort sensibles différences, au point que la fausse membrane était entièrement détruite et disparue après le 4ᵉ soufrage (1ʳᵉ *observation*).

Ce premier résultat me fit impression ; toutefois, réfléchissant à l'époque de la maladie à laquelle les fleurs de soufre avaient été employées, je n'y attachai pas grande importance.

J'attendis de nouvelles occasions d'appliquer le même remède à une époque moins avancée de l'affection.

Bientôt je fus en présence d'un second fait qui, par les circonstances concomitantes, me donna une occasion de mieux apprécier la valeur du nouveau remède.

C'était une angine gutturale diphthérique que je considérais comme grave, chez une dame de 54 ans, dame Gertrude de Fonseca, habitant la rue du Marquis d'Abrantès, n° 122. Elle avait été atteinte, le 19 novembre, sentant d'abord des frissons intenses et répétés, puis de la fièvre, enfin, des douleurs de la gorge dont l'examen fit constater sur l'amygdale gauche une petite fausse membrane d'un centimètre carré. Quand je vis la malade, plus de 24 heures s'étaient écoulées depuis l'invasion du mal ; il y avait fièvre intense avec céphalalgie, gorge douloureuse, rouge, avec de petites plaques pseudo-membraneuses, blanches, lisses et adhérentes, d'un peu plus d'un centimètre et demi chacune, sur les amygdales ; ganglions lymphatiques de la partie postérieure et inférieure des angles de la mâchoire un peu engorgés et douloureux à la pression. Je ne trouvai pas le cas assez grave pour me convaincre par le résultat que pourraient donner les fleurs de soufre, parce que le fait pouvait se rapporter tout simplement à une angine diphthérique bénigne ; je prescrivis le traitement que j'ai adopté antérieurement (alun et miel rosat, parties égales, localement ; à l'intérieur chlorate de potasse, alimentation s'il était possible).

Le 21, cinquième jour de la maladie et quatrième du traitement, la diphthérie s'était considérablement aggravée ; les amygdales, piliers, voile du palais, luette, paroi postérieure du pharynx, tout était couvert de fausses membranes continues, d'un blanc-grisâtre, épaisses, très adhérentes : la malade se sentait très souffrante ; désolée, elle avait peine à respirer ; pouls petit, fréquent, mais sans grande chaleur à la peau, grande difficulté d'avaler, perte prononcée d'appétit. Dans ces circonstances, j'envoyai chercher à la pharmacie voisine des fleurs de soufre et j'en fis une abondante insufflation dans la gorge au moyen d'un tube de papier que je construisis de mon mieux ; il était 4 heures du soir. On continua à l'intérieur le chlorate de potasse que la malade prenait dans une potion à la faible dose de 4 grammes par vingt quatre heures ; pour régime, lait de vache, soupe, gelées et vin. Je fis répéter les insufflations soufrées au commencement et dans le milieu de la nuit et je priai que le lendemain on les renouvelât de 4 en 4 heures.

Je revis la malade après vingt-quatre heures, le jour qui

suivit les premières applications des fleurs de soufre. Quelle fut ma surprise quand je constatai que *toutes* les fausses membranes aperçues le soir étaient tombées, laissant à peine comme traces deux franges blanches dans les piliers postérieurs ! La gorge était entièrement débarrassée, mais rouge, sèche, l'épithelium paraissant tombé entièrement, et comme échaudé. La malade se sentait beaucoup mieux, respirait et avalait très bien, avait de l'appétit, paraissait satisfaite et sans fièvre. Je fis continuer les insufflations trois fois par jour, mais seulement sur les piliers où restaient les traces membraneuses. Le 23, la frange blanche du pilier droit avait disparu ; le 24, il n'en existait plus au pilier gauche. Ce dernier jour, Mme Gertrude était sur pied, son état ne différait de la santé ordinaire que par une faiblesse générale et par un léger engorgement des ganglions sous-maxillaires perceptible seulement au toucher. (2ᵉ *observation*.)

Ce fait me surprit, et il n'en pouvait être autrement, car je n'avais jamais vu disparaître si rapidement et ne pas se reproduire des manifestations locales, aussi étendues, de diphthérie.

Presqu'au même moment j'observai un troisième fait qui me permit encore d'apprécier le bienfaisant effet des fleurs de soufre dans la diphthérie gutturale. Dans la matinée du 24 novembre, je vis avec mon confrère, M. Ant. Marçal da Silva Rosa, une jeune fille de 18 ans, porteur d'une angine diphthérique, étendue, grave, de 8 jours d'origine et occupant le palais, le voile palatin, la luette, les amygdales et la paroi postérieure du pharynx. Elle avait été localement traitée par l'alun et le miel rosat (parties égales), une dissolution concentrée de perchlorure de fer, des gargarismes de chlorate de potasse, et avait pris à l'intérieur ce sel à la dose de 8 grammes par vingt-quatre heures ; en outre, des fomentations de pommade d'iodure de potassium et de mercure sur les ganglions sous-maxillaires engorgés. La maladie allait en cédant très lentement ; mais au huitième jour, époque à laquelle je l'observai, il y avait beaucoup de fausses membranes dans les régions indiquées. Je conseillai à mon confrère l'usage des fleurs de soufre et fis même, en sa présence, la première insufflation.

Le 28 novembre, M. Rosa m'écrivait : « Le soir même du jour de notre consultation, les points attaqués étaient débarrassés des fausses membranes, à l'exception de l'amygdale droite qui ne s'était pas immédiatement nettoyée ; au bout de vingt-quatre heures après l'application des fleurs de soufre, la malade était complètemeni guérie. » (3ᵉ *observation.*)

A ces trois faits vint s'enjoindre un autre de mon distingué collègue et ami, le docteur Cunha Vianna, à qui j'avais communiqué le résultat de mes premières observations et qui, en 3 ou 4 fois, obtint la guérison d'une angine et d'un coryza diphthériques dans l'espace de cinq ans. (4ᵉ *observation.*)

Tous ces faits m'autorisèrent à communiquer à mes confrères les résultats que j'avais obtenus avec le nouveau topique, et à les prier de m'aider dans la vérification de l'efficacité des fleurs de soufre dans l'angine diphthérique, en essayant ce même moyen dans la forme dont je m'étais servi.

Je renouvelai cette demande dans la séance du 7 novembre de notre Société des Sciences médicales.

Bien que je fusse autorisé à avoir confiance dans le résultat encore efficace des fleurs de soufre dans l'angine herpétique et dans la pultacée et même dans la stomatite (aphthes), je priai toutefois mes collègues, dans le cas où ils appliqueraient le remède, de ne le faire, à mon exemple, que dans les angines véritablement diphthériques.

Il résulta de ce concours des plus distingués et des plus compétents collègues qui, accédant à ma prière, appliquèrent les fleurs de soufre (MM. Alb. de Oliveira, Dr Baldy, Dr Cuncha Vianna, Falcao de Carvalho, Figueiredo, Gaspar Gomez (1), Rosa, Dr Simas, Theodorico da Silva, Zofimo Pedroso, etc.), que je connus bientôt environ 24 observations d'angines diphthériques bien caractérisées, quelques-unes fort graves, *toutes* guéries par l'usage local des fleurs de soufre dans un espace de temps variant en général d'un à cinq jours, à partir du moment de l'application, mais ayant, dans un cas de haute gravité, atteint jusqu'à quatorze jours, alors que le bienfaisant effet eût commencé à être appréciable dès le cinquième.

En outre de la communication de mes résultats à mes collègues de la capitale, j'en avais également fait part à quelques-uns du dehors, entre autres à mes amis Joâo-Baptista Rollo, médecin à Evora, et Philippe França qui pratique à Portalègre, les engageant à faire des essais semblables à ceux qui avaient eu lieu à Lisbonne. De ce dernier, qui fut un de mes élèves les plus distingués, j'appris, par lettre du 24 janvier suivant, qu'il avait déjà employé les fleurs de soufre dans la diphthérie, non comme topique, mais à l'intérieur, en suspension dans l'eau ou dans du miel, à la fin d'une très grave épidémie de croup qui sévissait l'année précédente à Portel, pendant cinq mois, la plupart des malades y succombant. Il avait été déterminé à cet emploi pour avoir lu dans le *Bulletin de thérapeutique* et dans un journal d'Evora (*La Feuille du Sud*) un cas de croup déjà désespéré, puis guéri par l'usage intérieur des fleurs de soufre. Mon collègue de Portalègre avait traité à Portel, par cette méthode, cinq

---

(1) Ce confrère, à propos d'un cas d'angine diphthérique de sa clientèle, guéri par l'insufflation des fleurs de soufre, a lu, dans une des dernières séances de la Société des Sciences médicales de Lisbonne, un intéressant travail sur ce sujet et dont un résumé sera bientôt donné dans le journal de cette association.

malades, dont quatre guérirent et l'autre succomba. D'après l'aveu de cet honnête confrère, comme l'épidémie était à sa fin, il lui resta des doutes sur l'efficacité de ce remède qui, ainsi qu'il le disait, n'avait pas été employé topiquement, mais bien à l'intérieur, comme l'utilisait Lagauldrie.

Lorsque j'aurai réuni tous les matériaux que je veux colliger, et que je possèderai un plus grand nombre de faits, j'espère écrire un travail plus étendu sur ce sujet, dans lequel seront présentées toutes les observations de mes confrères et les miennes, ainsi que des considérations appropriées. En attendant, je vais résumer ici quatorze observations, ce qui montera à dix-huit le chiffre de toutes celles rapportées dans le cours de ce mémoire.

5e *Observation*. — Francisco Moreira, 15 ans, tempérament lymphatique, constitution délicate, entra dans mon service de Saint-Antoine, le 13 décembre, avec une angine diphthérique ; la fausse membrane, épaisse, blanche, adhérente et continue, occupait la moitié droite du voile du palais, les piliers et une partie de l'amygdale du même côté, avec engorgement ganglionnaire en arrière et en bas de l'angle correspondant du maxillaire. Les premières souffrances dataient de huit jours et avaient commencé par des frissons et la fièvre. Au moment de ma première visite, il n'y avait ni fièvre ni albuminurie. Le malade présentait en outre une plaie suppurante à la région malléolaire gauche interne, sans diphthérie.

Le 14, je commençai les insufflations de fleurs de soufre, quatre fois dans les vingt-quatre heures.

Le jour suivant, la fausse membrane avait commencé à diminuer et à se détacher de la muqueuse. Le 19, l'état était presque normal, deux insufflations seulement avaient été faites ; le 20, une seule. Le 21, au matin, pharynx entièrement dégagé ; engorgement presque disparu.

6ᵉ *Observation*. — « D. M J. Gouveia Pirès, âgé de 16 ans, tempérament sanguin, constitution forte, commença, le 14 décembre, à sentir des douleurs de gorge ; examiné le lendemain, il présentait les amygdales rouges et gonflées, ainsi qu'un commencement de fièvre. — Traitement : gargarismes avec infusion de fleurs de sureau, borax et miel rosat ; cataplasmes de graines de lin autour du cou ; bains de pieds synapisés. Le 16 matin, même état, plus quelques filaments blanchâtres à la paroi postérieure du pharynx : dans la journée, se forment une grande quantité de fausses membranes sur la paroi postérieure de l'arrière-gorge, sur la luette, les amygdales et le voile du palais. J'eus alors recours aux insufflations de soufre. Le 17, au matin, on retrouvait à peine une trace de fausse membrane limitée au sommet de la luette, et qui, sous l'influence du même traitement, disparut dans la journée ; le 18, malade complètement guéri, état qui, aujourd'hui 23, ne s'est pas démenti. » — *(Note du Dʳ Rosa, de Cintra.)*

7ᵉ *Observation*. — « Ad. Ferrari, 12 ans ; invasion du mal dans la nuit du 18 décembre : diphthérie le 19, d'abord sur le pilier antérieur et l'amygdale gauche : le 20, elle s'étend aux parties correspondantes à droite. Dès le début, trois insufflations, par jour, de fleurs de soufre ; au quatrième jour, disparition des fausses membranes, dans l'ordre de leur apparition. Excellent état jusqu'au sixième jour suivant ; point d'albuminurie ni de paralysie. » — *(Note du Dʳ F. Al. de Oliveira.)*

8ᵉ *Observation*. — « B. Vianna, 9 ans ; invasion le 29 décembre ; diphthérite occupant les piliers, la luette et une partie des deux amygdales le 30. Insufflations ce même jour ; au troisième jour, les fausses membranes commencèrent à se détacher. Guérison au sixième. Point d'albuminurie, mais abattement prononcé (1). » — *(Note du précédent.)*

9e et 10e Observations. — Ces deux observations, tout à fait identiques, ont été prises dans la rue do Monte de Carmo, n° 28, 1er étage, dans la demeure du sieur Ant. José Perito Bandeira, lieutenant d'infanterie, qui, d'après ce que je constatai, avait perdu quelques jours auparavant, le 2 janvier, son fils de cinq années, atteint d'angine diphthérique, croup et intoxication au 7e jour de la maladie.

La nommée D. M. Philomena Bandeira, de 24 ans, et la nommée D. M. Amelia, de 53 ans, mère et grand'mère de ce petit enfant qu'elles avaient constamment tenu sur les bras durant sa maladie, furent atteintes, au 2e et au 4e jour de sa mort, d'angines diphthériques débutant par des frissons et la fièvre, de la rougeur, de l'engorgement et des fausses membranes aux amygdales, dures, d'un rouge cendré, très adhérentes, apparaissant sous forme de croûtes fibrineuses de sang, d'engorgement douloureux des ganglions sous-maxillaires, etc.

Ce fut le 6 que je vis pour la première fois la malade atteinte depuis le 4 au soir, et le 7 la grand'mère qui avait présenté des symptômes de maladie la veille seulement. Les symptômes étaient de la plus haute gravité et accompagnés d'une extrême prostration chez la nommée Maria Philomena. aussi ne commençai-je l'usage des fleurs de soufre que le 7, alors que je vis la maladie progresser et s'aggraver malgré les applications d'alun et de miel rosat (parties égales) de deux en deux heures. J'eus alors recours aux insufflations soufrées de trois en trois heures. Chez Mme D. M. Amelia, dont l'état général et local était moins grave, le même re-

---

(1) Ce confrère a communiqué, à la dernière séance de la Société des Sciences médicales, un cas d'angine diphthérique rapidement guérie par les fleurs de soufre, toutefois plus bénigne que les cas qui précèdent.

mède ne fut utilisé que le 8 au soir et réappliqué de quatre en quatre heures. Dans ces deux cas, bien que sans albuminurie, je prescrivis à l'intérieur le sulfate de quinine et la limonade sulfurique, afin de combattre la grande prostration survenue dès le troisième jour de l'affection, surtout chez la malade la première atteinte ; je leur conseillai, de plus, une alimentation plus substantielle, de bons bouillons de bœuf, potages, viandes rôties, vin de Porto, etc.

Au 4ᵉ jour des applications soufrées, les fausses membranes, chez l'une et chez l'autre, avaient disparu ; au bout de 24 heures déjà, on avait constaté un mieux sensible, la diminution d'étendue, d'épaisseur et de consistance des fausses membranes qui avaient aussi perdu leur aspect crémeux, en même temps une notable amélioration dans l'état général.

11ᵉ Observation. — Le fait résumé dans cette observation se passa encore dans une maison où quelque temps auparavant était morte une fille de 16 ans, atteinte d'angine diphthérique, croup et empoisonnement diphthérique. Cette malade, comme celle dont je vais m'occuper, était fille de mon ami, M. Miguel Quériol, ingénieur au chemin de fer du Nord ; elle était morte le 19 octobre de l'année précédente, au 16ᵉ jour de la maladie. Au 3ᵉ jour de l'affection, ses quatre frères avaient été rapportés de Santa-Apolonia où ils habitaient tous, dans la rue de Quintinha, où deux enfants ne tardèrent pas à être atteints de diphthérite gutturale : une petite fille de 9 ans et un garçon de 12 ans. La première, après un état fort grave, guérit en 3 semaines ; le second, plus légèrement touché, se rétablit en 8 jours.

La maison de Santa-Apolonia fut, aussitôt cet accident, abandonnée par toute la famille Quériol, puis réhabitée quelques mois après. Huit à dix mois après ce retour, la jeune Magdeleine qui n'avait pas encore été prise de diphthérite, présenta sur la partie postérieure de l'amygdale gauche une

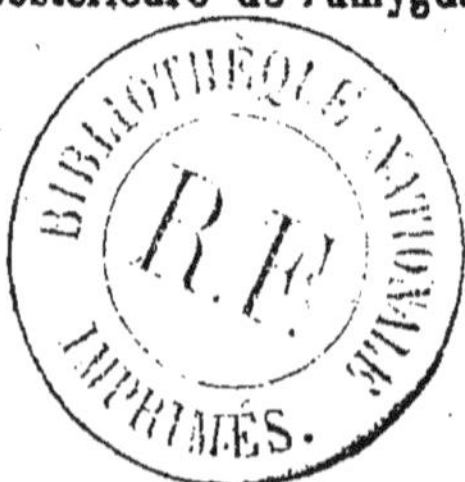

petite plaque pseudo-membraneuse environ d'un centimètre carré, épaisse, blanche, très adhérente, sans rougeur de la muqueuse environnante, sans douleur, sans aucun accident local ou général. Cette plaque resta, sans augmenter ni diminuer, trois semaines, pendant lesquelles elle résista à l'action topique du chlorate de potasse et de l'alun.

Enfin, le 23 janvier, à 3 heures du soir, la petite malade fut prise d'un froid intense, bientôt saisie d'une fièvre ardente, d'agitation, d'une douleur vive à la gorge devenue très rouge. Le lendemain matin, le même état général persistait et une fausse membrane blanche et épaisse occupait la face interne de l'amygdale gauche dans toute sa hauteur, et sur le lieu même de la première tache. Mon confrère, Z. Pedroso, prescrivit une application d'alun et de miel rosat chaque trois heures.

Je vis la malade avec ce confrère vers les 5 heures du soir, et trouvai l'état général et local à peu près dans les mêmes conditions qu'au début, plus un commencement d'engorgement des ganglions lymphatiques sous l'angle de la mâchoire, du côté gauche ; fièvre moins intense, mais prostration et inquiétude. La famille pressentait dans ces symptômes le début des causes graves qui avaient amené la mort de leur première fille.

Je priai mon collègue de me permettre de faire, sur le champ, une insufflation de fleurs de soufre, et de répéter cette application toutes les quatre heures, sans autre traitement que l'alimentation comme elle serait possible.

La nuit fut plus tranquille, et le jour suivant il n'y avait plus de fièvre ; l'appétit était revenu, et une partie de la fausse membrane s'était détachée : au 3ᵉ jour elle avait entièrement disparu. La tache primitive s'était également modifiée, réduite à une très légère couche. Au 4ᵉ jour, la malade, se sentant bien et joyeuse, se leva. Le lendemain, l'engorgement ganglionnaire avait tout à fait cessé ; la guérison était complète.

Le Dr Zofimo Pedroso, témoin de ce fait et assez incrédule,
au début, dans l'efficacité du moyen, se prit d'une grande
confiance dans l'action anti-diphthérique des fleurs de soufre.
Voici trois observations que j'ai reçues de ce confrère et que
je transcris littéralement.

12° observation. — « Carlos Vicente, 42 ans, tempérament
sanguin, constitution robuste, vacciné, domicilié rue de Mi-
rante, numéro 26, commença le 25 janvier dernier, vers 10
heures du soir, à ressentir des douleurs de tête et dans tout
le corps ; il se trouva, cependant, le lendemain, dans la pos-
sibilité de se lever. Après s'être reposé quelques heures au
soleil, il fut pris, vers les six heures du soir, de frissons intenses, de fortes douleurs articulaires, de vomissements et
de hoquets fréquents, de céphalalgie violente, de sécheresse
à la gorge, mais sans grande difficulté à avaler ; face très injectée, pouls très fréquent et plein ; à peine lui trouvai-je
quelque rongeur aux amgydales. Dans cette même nuit, il
s'appliqua des synapismes et but de la tisane de bourrache.

Le 27, à sept heures du matin, pouls moins fréquent, céphalalgie plus violente ; la gorge présente quelques plaques
diphthériques sur les deux amgydales et sur la face postérieure du pharynx ; ganglions sous-maxillaires un peu engorgés et sensibles à la pression, sans cependant se manifester par de la résistance ou de la tuméfaction apparentes. Le
cas me sembla grave en raison de la rapidité du développement et par l'ensemble des phénomènes d'invasion. J'invitai
notre confrère, le docteur Frazao, à venir observer le malade
et assister vers neuf heures à la première insufflation qui de-
vait être continuée tout le jour et la nuit suivante de quatre
en quatre heures, par mes propres soins, le malade étant de
mes parents et habitant la même maison que moi.

Le 28, au matin, les plaques ou pseudo-membranes, surtout au pharynx, avaient diminué, restant toutefois dans les

mêmes conditions sur les amygdales, mais avec tendance à se détacher sur les bords. Même traitement local aux mêmes intervalles.

Le 29 matin, à peine retrouve-t-on sur les amygdales deux points blancs de la grandeur de petits pois : état général très bon, appétit ; le malade a mangé. Traitement *ut suprà*.

Le 30, disparition complète des fausses membranes. Le malade se levait bien guéri le 1er février. » (Dr Zofimo Pedroso.)

15e *observation*. — « Marie-Amélie, 17 ans, tempérament sanguin, servante rue du Vallon de St-Antoine, numéro 204, ressentit, après avoir lavé les chambres, le 1er février, un froid intense avec tremblements énergiques, douleurs de tête et dans les articulations, légères souffrances de gorge ; elle dut prendre le lit ce même jour, et je fus appelé le lendemain seulement.

Après avoir entendu le récit qui précède, je constatai la face très injectée, le pouls fréquent, les malaises identiques à ceux de la veille ; la gorge, surtout les amygdales, toute la face postérieure du pharynx, complètement envahies par des plaques diphthériques. Je fis aussitôt une première insufflation de soufre, qui fut douloureusement supportée à cause de la difficulté d'abaisser la langue ; je confiai à une personne intelligente la continuation de cette opération de trois en trois heures et je visitai la malade trois fois dans la journée.

Le 3 et le 4, l'état resta le même, bien que les fleurs de soufre fussent continuellement appliquées ; grande difficulté d'avaler.

Le 5, les fausses membranes couvrent les piliers, la luette, de telle sorte que toute la gorge est entièrement blanche ; ganglions sous-maxillaires engorgés au point de se manifester par une élévation considérable, surtout du côté gauche ; dyspnée très forte.

J'avoue que j'hésitai un instant à continuer cet unique traitement ; cependant, en l'état où se trouvait le malade, il n'y en avait guère d'autre dans lequel ou pût avoir confiance.

Le 6, peu après l'insufflation faite au point du jour, elle a commencé à expulser beaucoup de mucosités accompagnées de débris de fausses membranes ; l'un d'eux a la grandeur et la forme d'une coque d'amandes.

Le 7, amélioration notable ; dyspnée bien moindre : continuation du traitement.

Du 8 au 14, l'amélioration continue, les points blancs diminuent constamment, au point qu'au dernier jour ci-indiqué, la malade se trouvait parfaitement bien et tout-à-fait guérie. » (Dr Zofimo Pedroso.)

14ᵉ observation. — « Francisco Joseph de Castro Ferreira, 3 ans, tempérament lymphatique, vacciné, domicilié dans la rue Traversière du Comte d'Avintés, nᵒ 14 : je fus appelé près de ce malade le 8 février, à 9 heures du matin. On m'apprit que depuis quatre jours il se plaignait de vives douleurs de tête et dans tout le corps, avec chaleur et souffrances aiguës à la gorge, difficulté d'avaler. L'examen local me fit voir les amygdales et la luette complètement envahies par des plaques diphthériques, une grande sensibilité à la pression dans la région sous-maxillaire dont les ganglions étaient un peu engorgés. Je fis incontinent une insufflation avec les fleurs de soufre, traitement qui fut continué, tant par moi que par la mère, de quatre en quatre heures.

Le 9, état général meilleur ; disparition d'une partie des fausses membranes, la luette en est presqu'entièrement débarrassée. Le traitement fut continué par la mère avec la plus grande régularité et confiance jusqu'au 13, où je le fis cesser, le malade me paraissant entièrement guéri. » (Dr Zofimo Pedroso.)

Le confrère, à qui je dois les trois précédentes, mais très importantes observations, ajoute : « Voilà l'histoire résumée des trois premiers malades que j'ai traités par les fleurs de soufre, et dont je garantis l'exactitude ; j'ai omis de déclarer que les urines n'ont jamais dénoncé d'albumine, si ce n'est chez le dernier malade, où elle existait en très faible quantité. Je dois enfin affirmer que, conformément aux recommandations que j'ai reçues, je n'ai jamais employé d'autre médicament conjointement avec le soufre. »

Mon confrère, Dr Baldy, qui, à ma prière, a bien voulu employer les fleurs de soufre dans les angines diphthériques, m'a adressé le résumé suivant de quatre observations :

15e *observation.* — « Math. Gaspard, 5 ans, tempérament sanguin, constitution forte, demeurant à la Croix des Ames, n° 9, tombe malade le 7 février, atteint de diphthérie gutturale : insufflations de soufre, de quatre en quatre heures, pendant cinq jours. Réaction vive les deux premiers jours ; diminution de la maladie au troisième jour où les fausses-membranes commencent à se ramollir et à se détacher. Convalescence au 8e jour : guérison sans les conséquences ordinaires de l'intoxication diphthérique. »

16e *observation.* — « Hélène Gaspard, 3 ans et demi, tempérament lymphatique, constitution débile, sœur du précédent et demeurant dans la même maison, est atteinte le 5 février : forme beaucoup plus bénigne. Insufflations soufrées trois fois par jour ; guérison au 5e jour. Il nous a semblé que les plaques se dissolvaient en quelque sorte dans chaque quantité de soufre insufflé. »

17e *observation.* — « Marie Candide, 9 ans, tempérament lymphatique, constitution délicate, domiciliée dans la maison voisine des précédents, est prise le 17 février d'angine diphthérique : insufflations soufrées de six en six heures, pendant trois jours ; convalescence complète au huitième. Continuation de l'état valétudinaire. »

18e *observation*. — Marie-Amélie de Conception Godinho, 3 ans 1/2, tempérament lymphatique, constitution faible, diathèse scrofuleuse, dans la rue St-Jean des Bien-Mariés, nº 17, est atteinte d'angine diphthérique dans le milieu de février : réaction très forte et symptômes d'empoisonnement diphthérique ; traitement interne par le sulfate de quinine ; régime tonique ; insufflations soufrées de six en six heures, pendant quatre jours : dissolution progressive des fausses membranes, à l'état putrilagineux : convalescence rapide et traitement reconstituant. Il y eut paralysie du voile palatin et la voix se conserva nazonnée. »

Il ne nous paraît pas opportun de joindre de nouvelles observations à toutes celles qui précèdent.

Ce travail est surtout destiné à appeler l'attention sur l'usage des fleurs de soufre dans la diphthérite, et à insister, avec les confrères précités, dans la continuation de ce moyen comme traitement local d'une si désastreuse maladie ; car, à en juger par les faits qui sont parvenus à ma connaissance, je le considère comme le plus facile, le plus efficace, le moins incommode et, notamment, le spécifique de cette affection.

Il ne me semble pas que l'on puisse attribuer l'effet favorable des fleurs de soufre à une gravité exceptionnellement moindre des cas qui se sont présentés dans les derniers temps.

Pour éclaircir ce fait, j'ai demandé au Conseil de salubrité publique du royaume, et obtenu par l'entremise de mon ami et très distingué confrère, M. le Dr Marcellino Craveiro da

Silva, la statistique des décès par maladies diphthériques pendant les mois de novembre à fin mars dernier, et j'ai pu ainsi faire passer sous mes yeux les certificats mortuaires correspondants à chacun d'eux. J'ai acquis la conviction que pendant cette même période, celle où précisément les fleurs de soufre ont été si avantageusement employées, il y a eu à Lisbonne 51 décès pour maladies diphthériques désignées sur les certificats médicaux sous les noms *angines diphthé-riques, croups, diphthérites, intoxication diphthérique, paralysie diphthérique.*

Ces 51 décès étaient ainsi répartis : 16 en novembre, 12 en décembre, 12 en janvier, 11 en février, et correspondaient à une mortalité générale de 447 dans le 1er mois, de 670 dans le 2e, de 610 dans le 3e et de 528 dans le dernier. La mortalité, par maladies diphthériques, correspondait donc à la mortalité générale comme 1 : 29, 19 en novembre. 1 : 55,83 en décembre. 1 : 50,83 en janvier et 1 : 48 en février.

Dans ces chiffres nous n'avons pas compris 6 décès désignés, sur les billets mortuaires, 4 fois sous le titre *d'angine* sans autre qualification, une fois par celui *d'angine tonsillaire* et une autre fois sous celui *d'angine trachéale,* d'autant plus que l'absence de toute diphthérite dans chacun d'eux semblait très probable.

Il ne me paraît donc pas possible de dire avec quelque fondement que les maladies diphthériques ont été plus bénignes à Lisbonne dans les derniers mois que d'ordinaire.

Quand j'écrivis, il y a une dizaine d'années un mémoire sur le croup (1) je soutins l'opinion que cette affection était, comme les autres manifestations diphthériques, primitivement générale, de nature infectieuse, une intoxication *sui generis,* comme les pyrexies cutanées, ayant pour éruption un exsudat pseudo-membraneux dans les muqueuses ou dans

____

(1) *Etudes sur le Garrotilho* ou *Croup,* 1861, imprimées dans les mémoires de l'Académie des Sciences.

la peau dépourvue d'épiderme, à la façon de la fièvre typhoï-
de où l'éruption se fait dans les glandes de Payer, de la va-
riole dont les pustules se montrent à la peau, etc. J'adoptai
ainsi l'opinion ancienne des médecins de la Péninsule au 17°
et 18° siècle, soutenue depuis 1855 par Trousseau, en chan-
geant la dénomination *diphthérite* de Bretonneau pour qui la
maladie était purement locale, en celle de *diphthérie* indi-
quant une affection généralisée ou dyscrasie.

J'admettais ensuite deux formes de croup, le *simple* et
l'*infectieux*, et dans les deux espèces d'intoxication, une
primitive due à la même cause générale de la maladie, l'autre *secondaire*, déterminée par la décomposition et l'absorption des produits diphthériques.

Depuis cette époque, les opinions médicales se sont mo-
difiées ; on a beaucoup plus de tendance, aujourd'hui, à con-
sidérer l'angine diphthérique et le croup, à l'instar de beaucoup d'autres maladies, comme affection primitivement locale,
une véritable diphthérite dans l'acception de Bretonneau, et
qui, cependant spécifique, commence par être locale, pour
se généraliser ensuite par l'absorption des pseudo-membranes altérées. Cette opinion semble aussi confirmée par l'effet
des fleurs de soufre sur les productions diphthéritiques.

Les fausses membranes de la diphthérite sont principale-
ment constituées par la fibrine coagulée à l'état fibrillaire et
à l'état granuleux amorphe, et encore par des globules de
pus (leucocytes) avec et sans noyaux, globules granuleux
(leucocytes hypertrophiés et granuleux), noyaux libres, globules de pus, quelquefois globules de sang et cellules épi-
théliales de la région affectée. En outre de ces éléments, on
rencontre parfois des végétations cryptogamiques sous forme
de sporules, de mycéliums, comme aussi des vibrions des
genres *bactérium* et *vibrio*.

Quand j'écrivis le mémoire précité, j'adoptais l'opinion
d'un grand nombre de médecins distingués et faisant autorité,
entre autres Ch. Robin et Laboulbène ; je pensais que la pré-

sence des cryptogames et des infusoires dans les fausses membranes était simplement accidentelle, et leur développement consécutif à l'exsudat. Mais aujourd'hui, je tiens à justifier les motifs qui me font incliner à croire que les choses se passent d'une tout autre manière.

L'efficacité des fleurs de soufre dans les angines diphthériques fait supposer que la diphthérie est une maladie primitivement locale et déterminée par l'action topique des sporules d'un cryptogame spécial ou de l'*oidium albicans*, comme on l'a cru, sur la muqueuse gutturale ou autre, sur laquelle ils ont été importés par l'air atmosphérique. Le dépôt du germe morbifique est suivi d'une irritation, puis d'une exsudation fibrineuse, dans la partie primitivement affectée, avec réaction organique générale exprimée par les frissons et la fièvre. L'extension ou propagation des manifestations diphthéritiques, leur décomposition si bien facilitée par la température et l'humidité du lieu, et l'absorption respective seraient les motifs de l'empoisonnement diphthérique, plus ou moins grave, qui détermine si souvent la mort.

La maladie ainsi considérée, d'accord avec l'opinion de Jodin, Vogel, Laycock, Harley, Royers, Thévenot et autres, l'action bienfaisante des fleurs de soufre s'explique facilement par la destruction ou la mort de l'agent déterminant de l'affection, les séminules cryptogamiques. Les agents de l'exsudation fibrineuse étant annihilés, l'exsudation né continue pas à se faire ; les fausses membranes se détruisent, se désorganisent, deviennent diffluentes en prenant l'aspect crémeux et celui du mucus qui se détache facilement de la muqueuse ; puis l'état général, qui existait, s'améliore proportionnellement et rapidement, si toutefois il n'est pas l'expression d'une intoxication avancée.

Que ce soit là ou non la véritable explication du mode d'action des fleurs de soufre dans la diphthérie, peu importe : elles ont une efficacité certaine dans tous les cas et dans la très grande partie des plus graves, alors même qu'en théorie leur effet soit incompréhensible.

J'ai procédé avec M. Amado, préparateur et conservateur du Musée anatomique de l'Ecole médico-chirurgicale, à l'étude de la fausse membrane dans la diphthérite, dans le but de vérifier s'il coexiste dans tous les cas des vestiges de végétations, — et à des recherches concernant l'action des fleurs de soufre sur les fausses membranes provenant de l'inflammation des séreuses et sur celles proprement diphthériques, afin de bien connaître ce point d'anatomie pathologique de cette production accidentelle et, autant que possible, la manière d'agir de ces fleurs de soufre sur la fibrine exsudée. Le résultat de ces travaux et de leurs déductions, sera présenté, à propos, dès que j'aurai pu m'occuper de ce sujet d'une façon plus personnelle et que j'aurai plus expérimenté la valeur réelle du nouveau traitement.

Je ne saurais terminer ce mémoire, beaucoup plus long que je ne le pressentais au début, sans dire quelques mots de la manière dont j'emploie les fleurs de soufre dans l'angine diphthérique.

D'après les principes que j'ai exposés, on doit préférer les fleurs de soufre non lavées parce qu'elles contiennent un peu d'acide sulfurique que le lavage enlèverait.

L'application doit se faire de préférence avec un insufflateur approprié, tel que j'en possède un qu'a eu la bonté de me rapporter de Berlin, dans une caisse d'instruments pour les maladies de la gorge, mon excellent ami et maître le conseiller docteur Bernard Antoine Gomez, à son retour du congrès médical international de Constantinople où il a illustré de la façon la plus brillante le nom portugais. Il consiste en une sphère de gutta-perca du volume d'une orange de moyenne grosseur, articulée avec un tube solide, rétréci et courbé à son extrémité libre. A son défaut, on peut encore se servir d'une sonde ordinaire en gomme élastique, ou d'un cylindre de roseau, de papier, etc.

Les applications doivent être faites de trois en trois heures dans les cas les plus graves, de 4 en 4 heures dans ceux de moyenne gravité, et 3 fois par jour dans les cas bénins.

On doit recouvrir de fleurs de soufre toutes les fausses membranes et une grande partie de la muqueuse du pourtour, sans la moindre crainte d'en employer trop, car cette poudre est parfaitement innocente.

La première application et même les insufflations suivantes provoquent presque toujours les contractions du pharynx, la toux, quelquefois des vomissements qui enlèvent toute la poudre déposée. Ces effets sont tous avantageux, parce qu'ils concourent à séparer, à expulser les fausses membranes ; mais ils obligent à une nouvelle insufflation sans discontinuer.

Lorsque, pour quelque circonstance, l'application du soufre sublimé en insufflation n'est pas possible, on peut l'employer en collutoire ou même à l'intérieur sous forme d'électuaire, parce que l'action topique s'exerce aussi en pareils cas, et que l'action purgative du médicament, quand elle n'est pas exagérée, a certains avantages. Mon confrère Philippe Franca, de Portalègue, m'a dernièrement signalé son dernier cas de diphthérie très grave, parfaitement guéri par cette forme médicamenteuse.

Les insufflations soufrées sont particulièrement applicables au pharynx, aux parties sur lesquelles il est possible d'attaquer directement toute la fausse membrane : on doit surtout se hâter de les faire parvenir aux fosses nasales en cas de coryza diphthérique, comme au larynx en cas de croup, en dirigeant l'instrument de façon à poudroyer la glotte. On conçoit cependant que dans ces cas le remède est moins efficace en raison de l'impossibilité de faire arriver convenablement la poudre sur tous les points affectés.

Aucun traitement général ne doit être tenté concurremment, si ce n'est le sulfate de quinine ou le perchlorure de fer, quand il y a tendance à l'adynamie, albuminurie, ou autres signes de l'intoxication diphthérique, comme tendance hémorrhagique, etc. Il est essentiel de ne débiliter d'aucune manière les malades atteints de diphthérie afin de prévenir autant que possible l'intoxication spécifique si justement redoutée : on doit, au contraire, administrer une alimentation tonique, composée de bouillons de bœuf, extrait de viande de Liebig, potages au gras ou au lait, viandes rôties, hâchées et additionnées de bouillon, œufs à la coque, vin de Porto, café, etc.

Enfin il convient surtout de commencer l'usage du remède dès que la diphthérie est diagnostiquée et avant l'intoxication que déterminent la décomposition et l'absorption des produits diphthériques.

Si les nouvelles observations, que ce travail a pour but de provoquer, sont conformes dans leurs résultats à celles que j'ai présentées et à d'autres dont j'ai connaissance, la médecine comptera un véritable spécifique de la diphthérite, comparable au sulfate de quinine dans les fièvres intermittentes, au mercure dans la syphilis, etc.

M. le professeur Barbosa a bien voulu m'écrire tout récemment :

« Je n'ai point de statistiques coordonnées sur ce nouveau traitement que j'ai institué au Portugal, mais je puis vous affirmer que les résultats en sont les meilleurs possibles, que je confirme tous les jours l'effet des premières observations, enfin, que mes confrères de Lisbonne et des provinces m'ont très souvent fait connaître des succès analogues ; quelques-unes de ces observations, des plus intéressantes par la gravité de la maladie, ont été publiées dans nos journaux de médecine. C'est donc un traitement qui a reçu, chez nous, la sanction générale. »

(Note du traducteur, Dr E. BERTHERAND.